ES HAT KLICK GEMACHT!

Ratgeber für die Nachsorge bei bariatrischer Operation

Benjamin Höntze

Weiterführende Informationen unter:

www.adipositas-nachsorge.de

ISBN: 978-1545591352

1. Auflage Mai 2017

Produktion und Herausgabe durch CreateSpace™ von Amazon.

www.createspace.com.

Gedruckt in Deutschland

von der Amazon Distribution GmbH, Leipzig

Haftungsausschluss

Die Ratschläge und Tipps in diesem Buch sind gründlich geprüft und basieren auf jahrelanger Erfahrung. Dennoch bieten sie keinen Ersatz für kompetenten Rat durch medizinisches Fachpersonal.

Bei Beschwerden sollte umgehend ein Arzt aufgesucht werden.

Trotz gründlicher Ausarbeitung und Zusammenfassung erfolgen die Angaben in dem Buch ohne Gewährleistung oder Garantie auf Aktualität oder Vollständigkeit. Der Autor und respektive der Verlag kann keine Haftung oder Gewährleistung für die Inhalte des Buches übernehmen. Rechts- und Schadenersatzansprüche sind daher ausgeschlossen.

INHALTSVERZEICHNIS:

01 – VORWORT 6

02 – NACHSORGE 9

03 – WAS IST ANDERS? 13

04 – LEBENSSTIL 18

05 – SPORT 23

06 – SOZIALES UMFELD 32

07 – WORAUF MUSS ICH ACHTEN? 34

08 – RÜCKFALLPROPHYLAXE 58

09 – LANGFRISTIGER GESUNDHEITSZUSTAND 66

10 – SCHLUSSWORTE & ÜBER DEN AUTOR 72

„Ich hatte vor über einem Jahr meine Bypass-Operation und bin auf umfassende Nachsorge angewiesen. Nur habe ich das Gefühl, dass etwas fehlt. Eine Art roter Faden.“

-

„Ich wurde nach meiner Schlauchmagen-Operation wie ins kalte Wasser geworfen. Ich habe das Gefühl, irgendetwas fehlt in meiner Nachsorge...“

-

„Ich bin fest davon überzeugt, dass nach dem Eingriff ein neues Leben beginnt. Daher bin ich über jede Hilfe aus dem Buch dankbar, doch letztendlich müssen wir den Weg selbst gehen und es umsetzen!“

-

„Zum Glück habe ich eine hervorragende Ärztin gefunden, die sich um mich kümmert nach meiner Bypass-Operation! Ich bin jetzt seit über zwei Jahren bei ihr und fühle mich toll aufgehoben. Ich kann mich noch gut an die Operation zurück erinnern. Die erste Zeit war nicht leicht, ich musste vieles selbst in die Hand nehmen und wäre über die Tipps aus dem Buch sehr dankbar gewesen...“

-

„Bei mir steht die Operation noch an. Ich bin aber dank meiner Selbsthilfegruppe schon super aufgeklärt worden. Vieles, das hier in dem Buch steht, werde ich umsetzen, damit mir der Weg nach dem Eingriff leichter fällt!“

1 - VORWORT

Ein Vorwort beginnt in der Regel mit aktuellen Zahlen oder dem aktuellen Stand zu dem beschriebenen Thema. Meist ausführlich bis in das kleinste Detail.

Der Schwerpunkt des Buches soll jedoch nur wenig an der Vergangenheit anknüpfen. Das, was vor dem Eingriff war, ist nun Vergangenheit. Der große Schritt „Magenoperation" ist erfolgt, nun geht es um das, was in Deiner Hand liegt.

Eine Zahl möchte ich im Vorwort erwähnen, die eine ganz besondere Relevanz in der Nachsorge hat: 100 %.

Der Prozentsatz soll Dir sagen: Schenke jedem Tag Deiner eigenen Nachsorge 100 % Aufmerksamkeit!

Ärzte, Blutuntersuchungen und Ernährungsberater können Dir gute Tipps geben und Dir den Weg weisen, doch gehen musst Du den Weg alleine.

100 %

Daher ein ernstgemeinter Rat: Notiere Dir diese Zahl. Oder noch besser: Schaue auf die letzte Seite des Buches. Dort findest Du die Zahl groß auf der gesamten Seite und kannst sie direkt ausschneiden. Im Anschluss bitte ich Dich, den Zettel an Deinem Kühlschrank oder Badspiegel anzubringen.
Nur Du selbst kannst Deine Nachsorge in die Hand nehmen und gesund gestalten.

Im Folgenden geht es um ein Gesamtbild nach dem bariatrischen Eingriff. Dazu zählen psychologische Faktoren wie Motivation, aber auch Fakten der optimalen Gestaltung der richtigen Nachsorge.
In Deutschland gibt es aktuell kein eindeutiges Konzept, wie die Nachsorge strukturiert sein sollte. Demnach hast Du es in der Hand.
Im Grunde wirst Du alleine gelassen. „Regelmäßige" Blutuntersuchungen und Arztbesuche sollen ausreichen. Im Verlauf der Nachsorge sollst Du einmal pro Jahr zur Untersuchung. Alle 12 Monate ist an sich auch regelmäßig, doch Nachsorge ist das nicht.
„Nach gewisser Zeit ist es für die Betroffenen klar, was sie tun sollen. Da reicht die Kontrolle einmal pro Jahr." So sehen es Ärzte und Fachpersonal.
Oft liegt hier der Grund nicht bei dem erlernten Wissen, sondern bei fehlendem Budget, die Nachsorge richtig zu gestalten.

Du machst alles richtig. Mit dem Lesen des Buches und der Anwendung der hier enthaltenen Tipps kannst Du den richtigen Weg gehen. Ich bin fest davon überzeugt, dass Du das Beste für Dich und Deinen Körper willst!
Es klären sich jegliche Fragen zu den Themen der richtigen Ernährung, der Nahrungsergänzung, dem passenden Sport nach dem Eingriff, der Motivation sowie vielen Tipps von und für Betroffene.
Wie kann ich Rückfällen vorbeugen? Wie kann ein guter und abwechslungsreicher Ernährungsplan aussehen? Worauf muss ich bei meiner Auswahl für den richtigen Hausarzt achten? Kann auch ich als Laie mein Blutbild lesen und erkennen, was es bedeutet?
Viele Fragen – klare Antworten.
Die große schwarze Zahl wird dich überrascht haben. In dem Buch werden öfter kurze, prägnante Wörter oder Zahlen in groß und schwarz stehen. Das ist für Dich das Zeichen, Dinge in die Tat umzusetzen und sich einzuprägen.

Dieses Buch ist Dein ausführlicher Wegbereiter in Dein neues Leben.
Du brauchst keine Angst haben, wir gehen den Weg gemeinsam.

2 - NACHSORGE

in der Medizin

Der aktuelle Stand zum Thema Nachsorge ist sehr dürftig. Der bariatrische Eingriff ist der erste große Schritt, bei dem man rundum betreut und an die Hand genommen wird. Es fühlt sich durchaus so an, als würden nach der Operation bildlich gesehen die Stützräder des erst geschenkten Kinderfahrrads entfernt werden. Man muss praktisch das „Fahrradfahren“ erlernen.

Die Nachsorge ist grundsätzlich unterschiedlich. Manche Kliniken bieten einige Unterlagen an, die allgemeine Tipps beinhalten, denen man sich durchaus schon vorher bewusst war. Einige andere Kliniken bieten interne Nachsorgeprogramme an, die die Krankenkasse übernimmt. Das bezieht sich auf klassische Physiotherapie oder Reha für einige, wenige Einheiten. Am Ende eines jeden Eingriffs liegt der gute Rat des Klinikums: „Wenden Sie sich an einen guten Allgemeinmediziner bzw. Endokrinologen, bei dem Sie regelmäßig Blutkontrollen durchführen.“

Diese sind in der Regel anfangs jeden Monat oder alle 3 Monate, im Anschluss alle 6 und dann alle 12 Monate.

Stelle Dir die Frage: Ist das adäquate Nachsorge?

Abhängig vom Blutwert werden Empfehlungen ausgesprochen, welche Nahrungsergänzungen eingenommen werden sollten. Bei einer regelmäßigen Blutuntersuchung im weiteren Verlauf nach der Operation kann es also durchaus sein, dass ein Ferritin-Mangel (Eisen) einmalig im Jahr festgestellt wird. Geht man nun davon aus, dieser Mangel war noch nicht bei der letzten Untersuchung präsent, besteht der Mangel eventuell schon länger. Das heißt im Klartext: Die Person hat vielleicht einige Monate, ein halbes Jahr oder nahezu ein Jahr schon einen Mangel, den man aber zu spät registriert.
Folgeschäden sind garantiert. Zudem gibt es bisher keine umfassende Langzeitstudie für bariatrische Operationen. Daher weiß man nicht, wie sich ein Eingriff auf den Organismus über mehrere Jahre auswirkt. Und genau aus diesem Grund ist eine engmaschige Nachsorge mindestens genauso wichtig, wie die Operation selbst.

Es darf jedoch nicht vergessen werden, dass es alles einfacher klingt, als es ist. Selbstverständlich würden die Kliniken und Adipositaszentren eine Nachsorge bieten, die einer Rundum-Betreuung gleicht. Schließlich – und das wissen die Kliniken auch – ist eine gewisse Rückfallquote immer präsent.
Zudem ist die genaue Anpassung an den neuen Lebensstil etwas, was der Betroffene nun mit dem Prinzip „Learning by doing“ in Angriff nehmen muss. Es liegt somit klar auf der Hand, dass Nachsorge eine enorme Rolle spielt.

Es ist jedoch zu teuer. Daher wird die Nachsorge so einfach wie möglich gehalten. Es gibt durchaus engagiertes Personal und wenige Kliniken, die ein internes Nachsorgekonzept entwickeln. Doch aufgrund fehlender Kosten und des dauerhaft vorherrschenden Personalmangels kann dies nicht ausreichend gewährleistet werden. Kurzum: Die Nachsorge ist noch nicht in der Medizin angekommen. Das Budget fehlt. Während allgemein die bariatrische Medizin sehr langsam in der Gesellschaft einen Stellenwert entwickelt, ist die Nachsorge noch weit vor den sogenannten Kinderschuhen. Demnach gilt hier auch eine kleine Kritik an das aktuelle Gesundheitssystem, wenn vielleicht auch etwas hoch gegriffen. Nur sollte man ein Konzept von Anfang bis Ende durchplanen und nicht die Nachsorge in den Hintergrund stellen.

Was kann ich als Betroffener denn tun?

Da man seine Zukunft selbst in der Hand hat, sollte man definitiv viele Informationen sammeln – und umsetzen!
Dieses Buch ist der perfekte Ratgeber, um alles auf einen Blick zu haben.
Es sind viele persönliche Informationen, Geschichten aus dem Leben und Erfahrungsberichte zusammengeschrieben. Dennoch können natürlich individuelle Tipps vom Arzt ebenfalls hilfreich sein. Das Gesamtpaket macht es aus.

Durch die Informationsbeschaffung – möglichst schon früh vor der Operation – kannst Du natürlich auch mit Deinem Wissen stolz für die Nachsorge selbst sorgen.
Je mehr Informationen Du im Nachhinein bekommst, desto effektiver kannst Du für Dich filtern, ob es Sinn ergibt oder etwas auf Dich nicht zutrifft.

Denn bei der Nachsorge geht es eher weniger um die regelmäßigen Blutuntersuchungen. Viel mehr geht es um das „Drumherum“. Das Umfeld, die Einstellung zum neuen Lebensabschnitt und auch um die Frage „Was mache ich in der Zwischenzeit von Untersuchung zu Untersuchung?“. Hier kommt dieses Buch ins Spiel und nimmt Dich an die Hand.

Natürlich ist nicht alles gleichermaßen gültig. Filtere auch hier heraus, was für Dich zutrifft und was nicht. Du kannst es so sehen, dass ich Dir in diesem Buch verschiedene Möglichkeiten zur Umsetzung präsentiere und Du Dir das nimmst, was Dir am besten gefällt. Im Optimalfall setzt Du auch einige Tipps um, die Dir anfangs schwierig erscheinen. Du wirst schnell merken, dass Du auch die herausfordernden Tipps gut umsetzen kannst!

Das beste Nachsorgeprogramm ist das, was Du daraus machst!

Damit Du Dich für das Richtige entscheidest, stelle ich im Laufe der nächsten Seiten einige Aufgaben, die Du nur noch umsetzen musst. Im Vorwort gab es schon die erste Aufgabenstellung – ich hoffe, Du hast sie nicht verpasst?

3 - WAS IST ANDERS?

Nach dem Eingriff

Für jeden Einzelnen ist das Leben nach der Operation auf eigene Art und Weise anders. Einige Faktoren, wie der Ernährungsleitfaden oder die Frequenz der Arztbesuche sind bei jedem im Grunde gleich. Der Lebensstil, das soziale Umfeld, die sportliche Aktivität und der Beruf, aber auch der Gesundheitszustand sind jedoch völlig individuell.
Auf all diese Faktoren gilt es, in diesem Buch einzugehen.
Oft habe ich gehört, der Tag der Operation gelte als neuer Geburtstag. Liegt es dann nicht nahe, diesem neuen Lebensabschnitt auch neue Inhalte zu geben? Ganz automatisch sogar. Denn Du wirst Gewicht verlieren, anfangs ganz automatisch. Schließlich ist die Nahrungszufuhr stark eingeschränkt. Sowohl Du als auch Freunde und Bekannte werden erkennen, dass sich Dein Leben ändert – ebenfalls ganz automatisch.

Du wirst schnell merken, aufgrund der Veränderung Deines Körpers und Deiner Körperwahrnehmung wirst Du selbstbewusster. Das ist eine der großen Persönlichkeitsentwicklungen nach dem Eingriff.

Du machst viel durch, etliche Monate Vorbereitung, lange, steinige Wege bis zum Tag X. Du lernst viel über Dich und Deinen Körper. All die Zeit hat sich das Selbstbewusstsein und die Selbstwahrnehmung stark erhöht. Das passiert automatisch.

Und nun kannst Du es allen zeigen.

Warum sollst Du also verheimlichen, dass Du eine Magenoperation hattest? Sei stolz darauf, denn Du bist den Weg gegangen und hast vieles gelernt. Sei offen, das auch anzusprechen, wenn jemand fragt. Es werden schnell Fragen kommen „Wie hast Du so super abgenommen?“ Sei selbstbewusst.

Natürlich ist es ein schwerer Schritt. Wenn ich diesen Tipp gebe, möchten viele nicht so richtig darüber erzählen. Doch warum?

„Das Thema ist in der Gesellschaft noch nicht angekommen.“

Das ist durchaus richtig. Doch es wird nie ankommen, wenn man es nicht anspricht.

Mach den ersten Schritt und sei selbstbewusst. Das heißt nicht, dass Du jemandem etwas beweisen musst. Du hast Dir selbst vieles bewiesen. Doch Du kannst ehrlich und stolz darauf sein.

Ein gutes Beispiel sind Bewerbungsgespräche.

„Was sind Ihre Stärken?“ Eine der wohl gefürchtetsten Fragen im Vorstellungsgespräch. Welche Stärken hast Du? Würdest Du sagen,

dass Dich die Zeit der Vorbereitung zur OP stärker gemacht hat? Wenn ja, warum zählst Du es nicht als Stärke?
Sei selbstbewusster, denn Du bist es.

Zusammenfassend ist auf die Frage „Was ist anders?“ die beste Antwort: „Alles!“.

Eine Änderung ist in gewissem Maße immer mit einer Angst verbunden. Der Mensch möchte meist nicht aus seinem gewohnten Umfeld, aus seinem gewohnten Leben „gerissen“ werden. Er möchte weiterhin die Person sein, die er war. Eine Änderung ist schlecht – das unterschreiben viele. Ist das so? Wäre es gut, würde es schließlich „Verbesserung“ heißen.
Doch woher entsteht die Angst? Um es in Bezug auf die bariatrische Operation zu bringen: Wovor hast Du nach dem Eingriff Angst? Stelle Dir diese Frage wirklich. Nimm Dir Zeit, um darüber nachzudenken. Gibt es zu jeder Angst auch einen Gegenpol, der die Angst auflöst? Wenn ja, super, wenn nicht, warum? Was fehlt, um die Angst loszuwerden? Und falls es immer einen Gegenpol gibt, warum hast Du noch Angst?

Ein wesentlicher Bestandteil des Buches ist die Motivation. Um genau zu sein die Selbstmotivation. Ich möchte Dich bitten, bevor Du mit den nächsten Kapiteln beginnst, eine kurze Liste zu erstellen.

Sollte die Operation noch bevorstehen, schreibe Dir bitte auf, wovor Du nach der Operation Angst hast. Sollte der Eingriff schon erfolgt sein, wovor hattest Du Angst und gibt es aktuell noch bestimmte Ängste?

LiSTE!

Die Liste – mit drei bis fünf Punkten – legst Du Dir in ein Fach in Deiner Wohnung. Erst nach Beendigung des Buches holst Du die Liste wieder hervor und schreibst Antworten daneben.

Dinge, die Du nun gelernt hast.

Im besten Fall stehen neben allen Punkten auch Antworten. Falls nicht, lass Dir die Fragen von Fachpersonal, wie z. B. Ärzten beantworten.

Durch die Liste passieren zwei Dinge:

1. Du prägst Dir die Punkte von der Liste genauestens ein und hinterfragst Dich selbst beim Lesen von Kapitel zu Kapitel, ob

das jeweilige Thema die Angst löst. Du arbeitest also vorausschauend an Deiner Angst und das ist großartig! Auf Ängste oder Unsicherheiten zugehen, sich damit zu konfrontieren, ist richtig.

2. Du liest andere Ängste aus dem Buch mit einer anderen Sicht. Möglicherweise sagst Du Dir beim Thema „Ernährung“, dass Du davor keine Angst hast, weil Du schon gut informiert bist. Das stärkt Dein Selbstwertgefühl und die Art und Weise, auch auf eventuelle Ängste aus der Liste einzugehen. Dann merkst Du erst, wie gut Du bereits über einige Themen Bescheid weißt. Nun kannst Du die Kraft auf die Punkte aus der Liste übertragen. Und auch so minimiert sich die Liste Stück für Stück.

Viel Erfolg!

Im Anschluss kannst Du Dich freuen auf das, was jetzt kommt: Auf Dein neues Ich.

4 - LEBENSSTIL

Der Lebensstil ist ein umfassendes Paket des Menschen. Besonders im Englischen ist das Wort immer ein Trend: Lifestyle. Obwohl das deutsche Wort eher gediegener und seriöser wirkt, hört man eher die englische Bedeutung.

Es beinhaltet enorm viele Faktoren, wie Aussehen, Kleidung, Freizeit und Hobby, Beruf, Geld und Ernährung, um mal einige große Bereiche zu nennen.

Selbstverständlich kann sich ein Lebensstil ändern. Das ist normal und immer situationsbedingt. In der Regel ändert also niemand ohne einen nennenswerten Grund seinen „Lifestyle".

Beispiel 1: Ein Junge möchte dem Mädchen aus der Klasse gefallen. Er weiß, sie steht nicht so sehr auf seinen Kleidungsstil. Das hat er von anderen Klassenkameraden erfahren, die das wiederum von anderen Mädchen der Klasse gehört haben. Er kauft sich also eine neue Hose, ein neues Shirt und eine coole neue Jacke. Sein Stil ändert sich, da der Grund seine Gefühle für das Mädchen sind.

Es geht nicht darum, wie es ausgeht. Da spielen noch viele andere Faktoren mit ein. In der Regel auch innere Werte und nicht nur das Aussehen – hoffentlich.

Beispiel 2: Die Firma, in der Du arbeitest, streicht einige Stellen. Du gehörst zu denen, die die Wahl haben entweder versetzt zu werden in eine 500 km entfernte Zweigstelle oder Du wirst arbeitslos. Du musst Dich zeitnah entscheiden, es gibt keine andere Möglichkeit.
Auch hier geht es nicht darum, für welche Möglichkeit Du Dich entscheiden würdest. Dennoch wird sich in beiden Fällen der Lebensstil ändern.

Doch beide Beispiele haben einen großen Unterschied. Nummer 1 geschieht **aus einem Willen** heraus. Der Junge will dem Mädchen gefallen und ändert seinen Kleidungsstil. Nummer 2 hingegen geschieht **völlig ungewollt**. Du möchtest weder kündigen, noch möchtest Du umziehen. Aber für eine der beiden Möglichkeiten musst Du Dich entscheiden. Aber in beiden Beispielen ändert sich der Lebensstil.

Welche der beiden Lebensstil-Veränderungen ist leichter? Kann man das so sagen?
Zwar ist es auch von der Situation abhängig, dennoch ist es oft so, dass die Entscheidung, die ich selbst treffe, einfacher ist. Ich kann sie besser planen und fühle mich eventuell sicherer.

Zu welchem der beiden Beispiele gehört Deine bariatrische Operation?

Willst Du den Eingriff und den Weg dahin beschreiten oder geschieht das gegen Deinen Willen und eigentlich hat nur der Arzt gesagt, Du solltest das tun?

Stelle Dir die Frage, und zwar jeden Tag.

Ohne Deine Antwort zu wissen glaube ich, Du hast Dich für den Eingriff entschieden – Du liest ja schließlich dieses Buch.
Denn dass Du Deinen Lebensstil änderst, ist ein großer Bestandteil und demnach ein großer Pluspunkt für den Eingriff.
Das neue Leben, das Du erhältst, ist ja auch Dein Leben und nicht das einer anderen Person. Und ich gehe ebenfalls davon aus, Dein Wille ist stark. Stark genug, um sich durchzusetzen und Dein Leben neu in die Hand zu nehmen.

Was denkst Du, in welchem Bereichen des Lebens hat die Operation Deinen Lebensstil verändert?

Die Ernährung – der wohl größte Teil der Lebensstiländerung.
Du hast sicherlich viele wertvolle Tipps, Rezepte und auch Ernährungspläne erhalten. Das ist wichtig! Besonders in der Anfangszeit nach dem Eingriff brauchst Du diese Hilfe, damit die Verträglichkeit und einhergehend die Regeneration optimal verläuft.
Langfristig solltest Du Dir jedoch einen eigenen Ernährungsplan

erstellen. Jeder Körper ist individuell und jeder verträgt bestimmte Mahlzeiten unterschiedlich. Daher nimm Dir die Zeit, um aus all den Tipps, Rezepten und vorgefertigten Plänen einen eigenen zu erstellen. Achte auf Abwechslung, Verträglichkeit, ausreichende Nährstoffe und natürlich auch Lieblingsmahlzeiten. Es ist leichter, als Du denkst!
Mit der Zeit kannst Du Dir mehrere Pläne erstellen oder Mahlzeiten austauschen, um Abwechslung mit einzubringen.
Parallel dazu lernst Du viel über die Mahlzeiten und deren Nährstoffe und lernst vielleicht, neue Gerichte zu kochen.
Anfängliche Skepsis wird so zur Freude an dem Thema!

Vor kurzem erhielt ich eine E-Mail von einer meiner alten Klienten. Sie hat sich für die wertvollen Tipps bedankt und eine wichtige Sache hervorgehoben.
„Das Geld, das ich nun durch weniger Lebensmittel einspare, lege ich mir zur Seite und fahre davon einmal im Jahr in den Urlaub. Ich bin so froh, dass ich nun mehr in das investieren kann, das mir wirklich gut tut."
Und darum geht es. Natürlich isst Du weniger und sparst nicht nur an Kalorien, sondern auch an den Ausgaben. Wer bewusst Geld zur Seite legt, kann es für seine Wünsche oder Träume ausgeben. Sei es Urlaub, ein neues Outfit oder ein neues Auto, doch wichtig ist, dass Du es für Dich investiert!

So kannst Du einen Teil des Lebensstils einrichten, wie Du ihn gerne hättest.

Immer wieder höre ich, dass der Tag der Operation ein neuer Geburtstag ist. Das ist super! Vor allem deswegen, weil es ein Tag ist, der gefeiert werden sollte. Er wird immer ein einschneidender Moment im Leben sein, der positiv in Erinnerung bleiben soll. Daher ist es wichtig, diesen Tag zu feiern. Allgemein sollte das Feiern öfter geschehen. Sich selbst zu feiern, weil man etwas erarbeitet oder verdient hat, ist ein Punkt im Leben, der glücklich macht.
Daher meine Bitte – notiere mindestens drei Tage, die für Dich in Erinnerung bleiben sollten und die jedes Jahr gefeiert werden müssen!

Dafür habe ich etwas auf den letzten Seiten des Buches vorbereitet. Du findest eine kleine Liste zum Ausschneiden. Darauf kannst Du die drei persönliche Tage notieren, die für Dich einen Meilenstein darstellen.
Schaue jetzt nach, schneide die Seite aus und fülle sie aus!

Wie Du die Tage feiert, ist Dir überlassen, Hauptsache sie bleiben Dir stets positiv in Erinnerung.

5 - SPORT

Dem Sport wird in Deinem neuen Lebensabschnitt ein ganz besonderer Teil gewidmet.

Vielleicht mag es einigen noch nicht zu 100 % klar sein, aber die sportliche Betätigung in Form von Kraft- und Ausdauersport ist einer der wichtigsten Faktoren der Nachsorge. Sport ist in Verbindung mit der richtigen Ernährung die beste Rückfallprophylaxe nach dem Eingriff. Körperlich sowie psychisch spielt dieser Teil eine enorme Rolle im Leben. Sicher hast Du das schon öfter gehört. „Man soll sich bewegen, damit man nicht einrostet." oder „Bewegung ist gut für den Kreislauf". Alles in gewisser Weise wahr, doch nicht explizit genug.

Also gleich vorweg: Inwiefern hilft Sport, um den Körper zum „Leben zu erwecken"?:

- Erhalt und Aufbau der Muskulatur
- Stärkung des Halteapparates (Gelenke, Knochen und besonders die Wirbelsäule)
- Durchblutungsförderung
- Verbesserung der Insulinempfindlichkeit
- höhere Kalorienverbrennung in Ruhe
- Straffung des Bindegewebes bis zu einem bestimmten Grad

- langfristige Gesundheitsverbesserung / langfristiger Gesundheitserhalt
- Ausgleich zum Alltag / Beruf
- Verlängerung des Lebens

„Wer an Sport keinen Spaß findet,

hat noch nicht den richtigen Sport für sich

entdeckt."

Wer an Kraftsport denkt, hat direkt die Assoziation, ungewollt ein Muskelberg zu werden. Ohne ganz tief in die Materie einzugreifen, kann ich sagen: Keine Sorge, das passiert nicht so schnell.
Die großen Vorteile der Kalorienverbrennung, der Beweglichkeit und vor allem der Gesundheitsförderung stehen hier im Vordergrund. Das betrifft die Zeit vor und auch nach der Operation. Allgemein gesagt, sollte man sich immer bewegen. Das muss auch anfangs kein umfangreiches, 60- bis 90-minütiges Krafttraining im Fitnessstudio sein. Ich bin auch fest davon überzeugt, dass der Einstieg in die körperliche Betätigung einfach ist. Daher ist meine Meinung:

„Aller Anfang ist LEICHT!"

Oft setzt man sich selbst unter Druck, man müsse sich von einem Tag auf den anderen ändern und jeden Tag zum Sport gehen. Das ist absolut der falsche Weg.
Eine langsame Steigerung von Woche zu Woche, Monat zu Monat ist das, was Spaß macht. Und das sollte nie aus den Augen verloren werden! In jederlei Hinsicht ist es hier wichtig, das „Go“ vom Arzt abzuholen. Erst wenn gesundheitlich nichts dagegen spricht, kann gestartet werden.
Sollte man nicht wissen, wie man anfängt, gibt es verschiedene Möglichkeiten zum Ausprobieren.

1. Schnelles Gehen an der frischen Luft

Dadurch kann man optimal seine eigenen ersten Grenzen herausfinden. Ich rate jedem, trotz mehr Erfahrung erst einmal damit anzufangen! Das ist die beste Übung, um zu lernen, auf sich und seinen Körper zu hören.
Wie lange kann ich in welchem Tempo durchhalten?
Ist das schnelle Gehen für mich anstrengend?
Wenn ja, nach welcher Zeit?
Habe ich Schmerzen dabei?
Ist es überhaupt nicht anstrengend?
Wie fühle ich mich während der Übung / nach 10 Minuten / nach 20

Minuten?

Wie fühle ich mich nach der Übung?

Was will ich beim nächsten Mal ändern?

Ich habe eine Bitte, wenn Du damit beginnst. Schreibe Dir die Fragen auf und beantworte sie schriftlich. Lies sie **vor** und **nach** der Übung und auch jedes Mal, wenn Du die Übung wiederholst.

FRAGE-BOGEN!

Warum solltest Du das tun?

Besonders, wenn wir unsere Gedanken, aber auch Ziele schriftlich festhalten, können wir sie immer wieder komplett abrufen. Wir können uns rückblickend informieren, wie es uns ging. Auch unter dem Aspekt der Selbstmotivation sind Fragebögen von und für einen selbst hilfreich.

Den ausgefüllten Bogen kannst Du sogar an den Kühlschrank kleben oder dort, wo Du ihn direkt siehst.

Wiederhole anfangs das schnelle Gehen bis zu dreimal pro Woche. Auch, wenn Du „einen schlechten Tag hast". Es geht nicht primär um die Intensität. Es geht darum, dass Du es tust!

Es geht auch in diesem Schritt nicht darum, möglichst viele Kalorien zu verbrennen. Wichtig ist lediglich, dass Du mit der Kontinuität umgehst und das Gefühl bekommst wie es ist, sich regelmäßig zu bewegen. Das ist doch gut, oder nicht? Gehe bei der Übung auch an Deine körperliche Grenze. Gehe für eine bestimmte Zeit mal so schnell Du kannst. Und dann wieder etwas langsamer. Du wirst sehen, wie schnell Du 20, 30 oder 40 Minuten Sport gemacht hast, ohne es zu merken!

Auch die erfahrensten Sportler werden merken, wie gut das Gefühl ist, hiermit anzufangen.

Ich kann Dir auch versichern – das ist praxiserprobt und funktioniert!

Die Liste der oben stehenden Fragen hat schon in etlichen Haushalten

einen festen Platz und wird Tag für Tag, Woche für Woche aktualisiert. Es macht auch unheimlichen Spaß zu sehen, wie die eigene Entwicklung voranschreitet.
Übrigens muss dieser erste Schritt nicht automatisch wegfallen, wenn man in den zweiten Schritt übergeht. Schnelles Gehen ist gesundheitlich wertvoll und bringt viele Vorteile mit sich. Ein- bis zweimal pro Woche für mindestens 30 Minuten sollte für die Zukunft eingeplant werden. Du verbesserst die Durchblutung, Insulinempfindlichkeit, fühlst Dich fit und die Wirbelsäule bzw. Gelenke werden „geschmeidiger"!

2. Training im Fitnessstudio

Entweder für Fortgeschrittene oder bewusst Entschlossene, den Schritt direkt in das Studio zu gehen. Ich möchte vorweg empfehlen, auch als Fortgeschrittener mit dem ersten Punkt zu beginnen. Auch wenn es zu leicht wirkt. Denn es geht wie schon beschrieben nicht nur um die Kalorienverbrennung, sondern das Lernen, auf den Körper zu hören. Das Training im Fitnessstudio fällt danach umso leichter.

Hier kann man nun seine körperlichen Grenzen ganz hervorragend erreichen.
Der Mythos „Wenn ich als Frau viel mit Gewichten trainiere, werde ich

ein Muskelberg“ ist so nicht richtig. Es dauert mehrere Jahre, bis das eintreten kann. Zudem ist es von weiteren großen Faktoren abhängig. Und selbst wenn – sollte man sein Ziel erreicht haben, kann man das Pensum natürlich immer reduzieren.
Ich habe es bereits erwähnt, die großen Vorteile beim Krafttraining mit Gewichten sind Stabilisation des Halteapparates, hohe Kalorienverbrennung und auch Aufbau bzw. Erhalt der Muskulatur. All das ist besonders wichtig im Hinblick auf eine langfristige Gesundheit. Das Fitnessstudio kann Dir all das geben, sogar mit einem geringen Aufwand von nur 2 x 45 Minuten pro Woche. Das klingt gut, oder? Vergesst die extremen Meinungen anderer, man müsse jeden Tag zum Sport gehen. Man kann sich jeden Tag körperlich betätigen, doch muss es nicht, um positive gesundheitliche Effekte zu erzielen. Mit der Regelmäßigkeit tritt der Fall oft ein, dass man auch vier- oder fünfmal zum Sport geht, wobei da Kraft- und Ausdauersport mit inbegriffen sind.

Trainiert also aufsteigend. Leichtes Training zum Einstieg und intensiviert das Training von Woche zu Woche oder Monat zu Monat. Macht kein Hexenwerk daraus!

Denkt immer langfristig und überrumpel' Dich selbst nicht, dann bist Du auf dem besten Weg.

3. Personal Trainer buchen

Solltest Du einen neuen Reiz brauchen oder Dich speziell in einem Bereich verbessern wollen, kann ein Personal Trainer die richtige Wahl sein. Doch hier spielt die Geldfrage immer eine große Rolle. Dauerhaft durchgeführt werden sollten Punkte 1 und 2.
Die Entscheidung einen Personal Trainer zu buchen ist natürlich optional.
Das Training unter vier Augen mit einem speziell ausgebildeten Trainer hilft Dir nicht nur in dem Moment des Trainings. Er kann Dir wertvolle Tipps der Haltung, Vorbeugung von Beschwerden und neuen Übungen geben. So steigerst Du Deine Motivation und bekommst neuen Input, den Du langfristig umsetzen kannst.

Wenn man diesen roten Faden verfolgt, lernt man viel über den Sport, seine Gesundheit, noch viel mehr aber über sich selbst. Und auch das ist ein wichtiger Lernerfolg. Das Durchsetzungsvermögen oder auch allgemein Dinge langfristig zu sehen, sind wertvolle Punkte, die Du daraus mitnehmen kannst.
Leider ist es in der Realität so, dass es in der Nachsorge keine ausreichende Aufklärung darüber gibt. Wende Dich daher an entsprechendes Fachpersonal. Neben dem Arzt oder einem Fitnessstudio mit ausgebildeten Trainern kann hier die Physiotherapie helfen.

Hast Du einmal alle notwendigen Informationen bekommen, geht es an die Umsetzung.

Das ist der schwierigste Teil.

Ich möchte eine Sache ganz konkret in diesem Zusammenhang noch erwähnen. Es ist unheimlich wichtig, dass Du langsam beginnst. Höre auf Deinen Körper und überstürze nichts. Steigere jedoch die Anstrengung von Zeit zu Zeit. Du solltest öfter an Deine individuellen Grenzen kommen, damit Du eine Steigerung erkennst. Seien es Gewichte im Fitnessstudio, einige Minuten länger beim Laufen oder die eine oder andere Bahn mehr zu schwimmen.

Es hilft auch, die Entscheidung sich zu steigern, ganz spontan zu treffen. Wenn Du merkst, dass sich das Laufen heute besonders gut anfühlt – laufe länger! Sollten sich die Gewichte heute leicht anfühlen – packe etwas mehr Gewicht dazu!

Du kommst somit immer etwas weiter voran und Dein Körper dankt es Dir mit eben den anfangs genannten Vorteilen!

6 - SOZIALES UMFELD

Hier ein explizites Beispiel.

Du fragst Dich, wie es nach dem Eingriff weitergeht. Jedoch weißt Du noch nicht so recht, ob es gut oder schlecht weitergeht. Du hast Angst, Deine Nachbarin reagiert abwertend, herablassend und Du fühlst sich beschämt, nachdem sie erfährt, dass Du eine Bypassoperation hattest. Wie kommst Du auf diese Angst? Liegt es an der allgemeinen Gesellschaft? Gilt Dein persönliches Umfeld als allgemeine Gesellschaft?

Es gibt durchaus Menschen, auf die Du stoßen wirst, die Dich nicht mögen. Das ist ganz normal. Doch diese Personen gibt es immer, egal ob vor oder nach dem Eingriff.

Letztlich stellt sich heraus, Deine Nachbarin ist unheimlich stolz auf Dich und das, was Du geleistet hast. Sie ist begeistert von Deinem Schritt und der Entscheidung, Dein Leben neu zu gestalten.

Meine Message: Sei Dir Deinen Ängsten bewusst, doch hinterfrage sie. Jede Angst, jede Unsicherheit – frage Dich, wovor Du Angst hättest und ob diese gerechtfertigt ist. JEDE Angst lässt sich überwinden oder lösen. In den meisten Fällen können wir uns Informationen holen, die unsere Angst besiegen. Sobald Du weißt, was zu tun ist, um die Angst loszuwerden, kannst Du es auch.

Eine andere Seite, die Angst zu besiegen, ist professionelle Hilfe. Es kann vorkommen, dass „die Hilfe von sich selbst“ nicht ausreicht, um offene Fragen zu lösen. Ist immer noch etwas unklar und konnte Deine Frage bisher nicht gelöst werden, wenn Du Dich selbst hinterfragst? Das ist völlig okay! Frage Deinen Arzt, Deine Ernährungsberaterin oder die Verhaltenstherapeutin um Rat. Besonders die Verhaltenstherapie ist sehr wertvoll. Dabei geht es unter anderem um das Essverhalten, den gesamten Weg nach dem Eingriff, aber auch um das soziale Umfeld.

Du musst nicht alles alleine schaffen. Das ist auch unmöglich. Denke immer daran: Es ist ein neuer Lebensabschnitt! Du wächst praktisch neu auf. Wie ein Jugendlicher, der erwachsen wird. Es ist ein neuer Abschnitt, durch den man selbst UND mit Hilfe gehen muss.

In der Nachsorge geht es wie allgemein in Deinem Leben um Dich selbst. Daher solltest Du Dich auch nicht von Deinem Umfeld beeinflussen lassen. Höre auf Dich und sei auch mal egoistisch, wenn es um Dein Wohl geht. Gehe also mit „erhobenem Haupt“ durch den Tag und sei stolz auf das, was Du geschafft hast. Somit ist mein Rat in Bezug auf das soziale Umfeld: Du suchst es Dir selbst aus, gestalte Dein Umfeld so, wie Du es möchtest. Lass andere reden, konzentriere Dich auf Dich selbst.

7 - WORAUF MUSS ICH ACHTEN?

Dieses Buch soll explizite Hilfestellung bieten, wie die Nachsorge gestaltet werden kann und was es zu beachten gibt. Genau diese oft gestellte Frage werde ich hier beantworten.
Selbstverständlich hat jeder individuelle Ziele oder Dinge nach der Operation, auf die er oder sie achten muss. Doch einige Punkte überschneiden sich.
Vieles basiert auf jahrelanger Erfahrung, weitergegebenes Wissen und Gelerntem. Daher bitte ich Dich unabhängig von dem Kapitel: Lerne von anderen! Seien es Mitglieder aus Selbsthilfegruppen und auch Fachpersonal. Doch besonders wichtig ist hierbei, dass Du auf Deinen Körper hörst!

Was gibt es insbesondere zu beachten, wenn ich plötzlich auf mich allein gestellt bin?

1. Arztauswahl und Arztbesuche

Der richtige Hausarzt ist bei der Nachsorge das A und O. Bitte achtet auf zwei wesentliche Dinge: die Kompetenz und das Bauchgefühl. Das soll einerseits bedeuten, dass sich der Arzt bzw. Chirurg auf dem Gebiet der Adipositaschirurgie immer noch am besten auskennt. Ein

Allgemeinarzt ist oft nicht richtig informiert über das, was nach der bariatrischen OP benötigt wird. Ein großes Manko ist leider oft das fehlende Wissen über die richtige Nahrungsergänzung. Nach jahrelanger Zusammenarbeit mit Betroffenen kann ich davon erfahrungsgemäß „ein Liedchen singen“.
Andererseits zählt hier immer das Bauchgefühl bzw. der Eindruck des Arztes. Nimmt er sich Zeit? Hast Du ein gutes Gefühl und fühlst Du Dich aufgehoben? Wirkt er auch kompetent? Wie ist der Eindruck der Praxis?

Ein gutes Beispiel vor einiger Zeit möchte ich Dir mit auf den Weg geben.
Ich habe mich mit einer Frau unterhalten, die einen Magenbypass bekommen hat und auf der Suche nach dem richtigen Hausarzt war. Das erste Gespräch. Sie setzt sich, erzählt Ihre Geschichte in einer Kurzfassung vom Anfang der Vorbereitung über den Eingriff bis hin zum aktuellen Standpunkt. Er hört aufmerksam zu. Als es um das Thema Eiweißbedarf ging, meinte der Arzt, sie müsse lediglich „täglich einen Liter Milch trinken und zwei Eier essen“. Eiweißergänzungen benötige sie nicht und Blutwerte so regelmäßig zu nehmen sei unnötig. Die Frau wusste natürlich, dass beide Aussagen absolut falsch sind. Sie war geschockt und entschied sich (Gott sei Dank) trotz der angenehmen Atmosphäre in der Praxis diese schnell zu verlassen. Mittlerweile ist sie glücklich und fühlt sich super aufgehoben.

Ein Vorwissen mitzubringen hat nur Vorteile. Auch wenn der Arzt die notwendige Ahnung und das tiefgründige Fachwissen besitzt, kannst Du Deine Wünsche mit einbringen. Da der Arzt in der Regel auch langjährig etwas von Dir hat, darfst Du also auch Wünsche äußern. Natürlich soll man bei der Arztsuche nicht perfektionistisch sein und den Kritiker spielen. Und natürlich ist das Thema „sich Zeit nehmen" immer eine begrenzte Spannweite. Vielmehr geht es hierbei darum, ob man sich „abgefertigt" gefühlt hat oder alle Fragen beantwortet werden konnten.

Ein Endokrinologe, Ernährungsmediziner oder Hausarzt mit endokrinologischem Fachbereich ist natürlich optimal.

Gratuliere! Wenn Du glücklich aus der Praxis gehst, hast Du den richtigen Arzt gefunden. Darauf kommt es an.

Engmaschige Kontrolle gibt es nach Leitfaden der Adipositaschirurgie nur kurz nach der Operation. Langfristig (in der Regel ab einem Jahr) finden Kontrollen oftmals nur alle 12 oder gar 24 Monate statt! Das ist unverantwortlich, doch leider die aktuell immer häufiger auftretende Realität.

Umso wichtiger ist es daher, bei dem für sich richtigen Arzt umfassende Kontrollen zu machen. Hierbei wird das Blut entnommen, um den Vitamin- und Mineralstoffspiegel im Blut zu messen. Das ist jedem bekannt.

Bei dem Blutbild kommt es nicht nur auf bestimmte Werte an, wie Vitamin B12, Vitamin D oder den Calciumspiegel. Vielmehr ist das Gesamtbild wichtig. Möglichst alle Vitamine, die gemessen werden können, Mineralstoffe und auch Hormone im Blut sollten geprüft werden. Der Körper ist ein gesamtes in sich abgeschlossenes System, das demnach auch immer ganzheitlich betrachtet werden sollte.
Genau so wichtig, wie die regelmäßige Blutkontrolle ist auch das Verstehen der einzelnen Blutwerte.
Frage Deinen Arzt nach einer kurzen Erklärung des Blutbildes, wenn Du die Blutergebnisse bekommst. Lasse Dich nicht nach Hause schicken mit „Es ist alles in Ordnung!". Lasse Dir zumindest den Ausdruck der Blutwerte mitgeben. Zu Hause kannst Du dann weiter recherchieren. So kannst Du verstehen, was in Deinem Körper passiert.
Als letzten Tipp – ganz unabhängig der typischen Nachsorge – möchte ich Dir einen Besuch besonders ans Herz legen. Lasse Dich auch mal von einem Osteopathen checken. Man darf nicht vergessen, dass man in kurzer Zeit viel Gewicht verliert. Man ändert seine Lebens- und Essgewohnheiten. Der gesamte Körper muss sich nun nach kurzer Zeit radikal umstellen. Kurzfristig aber auch langfristig kann das daher zu Beschwerden der Muskeln, Sehen oder Gelenke führen.
Ein guter Osteopath betrachtet Dich als gesamtes System und kann Dir wertvolle Tipps mitgeben. Sei es zur Bewegung oder Haltung, aber

auch Verspannungen bzw. Blockaden kann er lösen.

Du wirst merken, es hilft Dir!

OSTEO-
PATH!

2. Lebensmittel

Dank hervorragender Vorsorge und zahlreichen Stunden der Ernährungsberatung im Klinikum hast Du sicherlich schon sehr viel zu Lebensmitteln gelernt.

Daher geht es hier auch gar nicht um die Lebensmittelkunde.

Es ist viel wichtiger unter diesem Punkt zu erwähnen, dass Du bei den

Lebensmitteln und Mahlzeiten auf Deinen Körper hörst.
Probiere aus, was Dir gefallen könnte. Du bekommst sicherlich eine Auswahl an guten Lebensmitteln, die Du zu Dir nehmen darfst. Bist Du Dir unsicher bei einem bestimmten, vielleicht exotischen Lebensmittel? Dann probiere es aus.

Oft ist es so, dass sich nach dem Eingriff der Geschmack verändert. Probiere daher aus, was Dir nun am besten liegt. Hast Du mehr Lust, den Tag süßlastig zu gestalten? Oder möchtest Du eher vermehrt deftige Mahlzeiten zubereiten? Einfach probieren!
Da jeder Körper individuell ist, lässt sich nie vorhersagen, welche Lebensmittel Du einwandfrei verträgst und welche nicht.
Ausgenommen sind die Gerichte mit ausschließlich schnell verdaulichen Kohlenhydraten und Unmengen an Fett.

Ernährungswissenschaftlich spricht nichts dagegen, auch andere, neue Lebensmittel zu erforschen und zu probieren. Zwar kann eine Magenoperation die Auswahl stark einschränken – muss aber nicht.

Die richtige Lebensmittelauswahl macht glücklich. Essen macht glücklich.
Sollte das bisher nicht der Fall gewesen sein – waren es die falschen Lebensmittel.

Ich möchte Dir damit ans Herz legen, dass Essen Spaß macht. Es tut unheimlich gut, selbst eigene Gerichte zu kreieren und sie zu genießen. Man fühlt sich gleich doppelt so gut, wenn man weiß, dass die Mahlzeiten selbst gemacht und gesund sind.
Beispiel: Solltest Du also bisher „nur“ Apfelmus in allen Variationen, von allen verfügbaren Marken in allen Supermärkten gekauft und gekostet haben; warum machst Du Dir Apfelmus nicht einfach selbst? Dazu kannst Du auch noch Birne hinzunehmen oder eine andere Obstsorte. Probiere es aus!

Das gilt natürlich für viele andere Mahlzeiten auch. Teste Dich durch die kulinarische Welt.

Lasse Dich auf jeden Fall nicht abschrecken von neuen Lebensmitteln. Ernährung kann Spaß machen, wenn man sich darauf einlässt. Nichts ist am Anfang leicht, doch umso öfter man etwas macht, desto leichter geht es von der Hand.

3. Nahrungsergänzungen

Zu diesem Thema habe ich die meisten Erfahrungen gesammelt. Ein sehr umfassendes Thema, verbunden mit viel Diskussionen in der Vergangenheit.
Hier ist noch viel Aufklärungspotenzial notwendig.

Kurz zusammengefasst: Nach dem Eingriff werden Nahrungsergänzungen benötigt. Dies hat zwei Gründe. Erstens ist aufgrund der Operation die Aufnahme verschlechtert. Bei dem Magenbypass wird der erste Teil des Dünndarms umgangen. In diesem Abschnitt werden normalerweise wichtige Vitamine und Mineralstoffe aus der Nahrung aufgenommen. Wenn der Teil nun fehlt, können nicht mehr ausreichend Nährstoffe aus der Nahrung extrahiert werden.

Auch bei dem Schlauchmagen ist die Aufnahme verringert. Die Oberfläche des Magens, in der Nährstoffe aufgenommen werden, ist nach dem Eingriff viel kleiner, als zuvor. Demnach kann nicht die gleiche Menge an Nährstoffen aus der gleichen Menge Lebensmitteln durch die Nahrung aufgenommen werden.

Fazit ist also, dass Nahrungsergänzungen benötigt werden. Und gelernt haben wir, dass die Dosierung nach der Magenbypass-Operation höher sein muss, als nach dem Schlauchmagen.

Aus Erfahrung kann ich sagen, dass leider viel zu wenig Betroffene die Notwendigkeit in der Nahrungsergänzung sehen. Ich möchte Dir eindringlich mitteilen: Nimm die Vitamine und Mineralstoffe! Es ist unheimlich wichtig, jeden Tag die richtige Menge einzunehmen. Um zu wissen, worauf Du bei der Wahl der Präparate achten musst, habe ich alle wichtigen Punkte aufgeführt:

→ Kaufe Dir keine Präparate aus dem Drogerie- oder Supermarkt!

Die Verlockung ist groß. Sie sind günstig, es sind alle Vitamine enthalten und für die Mineralstoffversorgung gibt es die Brausetabletten aus dem Supermarkt.
Bitte nicht. Warum?
Die Präparate sind viel zu niedrig dosiert. Eine Tablette A-Z aus dem Drogeriemarkt mag gut sein für jemanden, der keinen bariatrischen Eingriff hatte. Doch es fehlen oft wichtige Vitamine und alle der enthaltenen Nährstoffe sind zu niedrig dosiert. Das bedeutet, man bräuchte etliche Tabletten pro Tag und selbst dann kann es vorkommen, dass beispielsweise Vitamin B12 zu niedrig dosiert ist. Heißt also, Du richtest Deinen Tag den Tabletten aus – das muss wirklich nicht sein.
Zudem bezahlst Du bei speziell entwickelten Nahrungsergänzungen auch in der Regel für einen Kundenservice, der Dir mit Rat und Tat zur Seite steht. Sei es telefonisch oder per E-Mail, dort kannst Du bei speziell ausgebildetem Fachpersonal jede Frage stellen, die Dir zu den Themen auf der Seele brennt.

Zudem kommt es besonders bei den Mineralstoffen auf die richtige Verbindung an. Ein ganz kurzer chemischer Einblick: Mineralstoffe werden unterteilt in organische und anorganische Stoffe. Ohne ausschweifend zu werden merke Dir nur: Organische Verbindungen

kann der Körper sehr gut aufnehmen und anorganische Verbindungen nimmt der Körper sehr schlecht auf. Demnach solltest Du bei der Wahl der Mineralstoffe jedes Mal auf die Zutatenliste schauen.
Lebensmittelrechtlich muss die Verbindung immer auf der Verpackung stehen.

Organische Verbindungen	**Anorganische Verbindungen**
Citrat / Zitrat	Carbonat / Karbonat
Glukonat / Gluconat	Chlorid
Chelat	Oxid

Zusammengefasst spielt also nicht nur der Kosten-Nutzen-Faktor eine große Rolle, sondern auch die Qualität der Präparate.
Es geht hierbei um Deine Gesundheit. Daher bitte ich Dich – spare nicht an der falschen Stelle.
Das Geld in gute und speziell entwickelte Nahrungsergänzungen zu investieren bedeutet, Du investierst in Deinen Körper.

→ <u>Nimm die Vitamine weiter, auch wenn die Blutwerte gut sind!</u>

Wenn Du nun die richtigen Präparate einnimmst, kann es einen bis zu drei Monate dauern, bis sich Blutwerte normalisieren bzw. verbessern.
Ist nun also die Zeit um, die nächste Blutkontrolle steht an, die

Auswertung zeigt Dir: Alle Werte sind hervorragend – dann heißt es jetzt? Aufhören?

Jetzt ist die „Ausgleichsphase“ überwunden und die Stabilisierung der Blutwerte schafft die tägliche Ernährung? Leider nicht.

Aufgrund der Operation kann der Körper die nötigen Nährstoffe, wie wichtige B-Vitamine, Eisen, Calcium oder Zink nicht aus der Nahrung entnehmen.

Anders betrachtet: Du weißt, dass die Einnahme der Präparate hilft. Es sorgt für sehr gute Blutwerte und sollte dennoch mal ein Wert außerhalb der Norm liegen, weißt Du genau, welches Präparat Du gegebenenfalls zusätzlich benötigst.

Nimm also die Vitamine und Mineralstoffe weiter ein, es hilft Dir!

→ Teure Produkte aus der Apotheke müssen nicht sein!

In der Apotheke gibt es ebenfalls eine große Auswahl an Vitamin- und Mineralstoffpräparaten. Meist sind diese nicht nur zu teuer, sondern auch zu niedrig dosiert. Sie kommen den Produkten aus dem Drogeriemarkt sehr nahe, nur eben teurer. Da Du eh keine zu niedrig dosierten Präparate nehmen sollst, sind also auch die Apothekerpräparate nicht zu empfehlen.

Wichtig: Da es sich bei den Nahrungsergänzungen um unheimlich wichtige, zum Teil lebensnotwendige Präparate handelt, möchte ich in dem Zusammenhang nochmals erwähnen: Du brauchst keine zu niedrig oder zu hoch dosierten Produkte, sondern die, die genau auf Deine Operationsmethode abgestimmt sind! Informiere Dich dazu am besten im Internet oder im Klinikum.

→ Kautablette oder Kapsel?

... eine grundsätzlich individuelle Sache. Zumindest langfristig gesehen ist es egal, welche Variante Du wählst. Es kommt dabei ausschließlich auf die Inhaltsstoffe und deren Dosierung an. Einige Mineralstoffe schmecken nicht sonderlich gut, da bieten sich eher Kapseln an. Das lebensnotwendige Eisen ist zum Beispiel ein Mineralstoff, der nicht gut schmeckt. Zumindest in der Dosierung, die nach dem Eingriff benötigt wird.

Im direkten Anschluss an den Eingriff wird jedoch oft eine Kauvariante der Präparate empfohlen. Der Verdauungstrakt ist noch in den ersten vier bis sechs Wochen nach dem Eingriff sehr empfindlich. Nicht nur auf bestimmte Lebensmittel, Temperaturen, Gerüche oder Geschmäcker, sondern auch das Schlucken einer Kapsel kann Würgereiz hervorrufen. Auch wenn viele Kapselhüllen heutzutage aus Cellulose bestehen und sich auch nach der Operation sehr schnell im Magen-Darm-Bereich auflösen, wird eher die Kautablette empfohlen. Der weitere Vorteil einer Kautablette ist, dass einige Nährstoffe schon in der Mundschleimhaut durch langes Kauen bzw. Lutschen aufgenommen werden können.

Weiterhin bleibt das Fazit: Probiere aus, was Dir besser gefällt und womit Du besser zurecht kommst. Denn letztlich ist es weniger wichtig, wie die Präparate eingenommen werden, sondern dass sie genommen werden!

→ Das Thema Vitamin B12

Wenn es um eine Magenoperation geht, ist das Vitamin B12 immer ein großes Thema. Zurecht, denn B12 ist im Körper zuständig für viele Aufgaben, wie die Bildung roter Blutkörperchen oder Unterstützung im Energiestoffwechsel. Der Körper kann aus den Lebensmitteln oder eben entsprechenden Präparaten das Vitamin B12 entnehmen und über einen Transportstoff im Körper aufnehmen. Der Transporter nennt sich „Intrinsischer Faktor".
Nach dem Sleeve oder Magenbypass ist dieser Faktor jedoch stark minimiert. So stark, dass es unmöglich ist, aus Lebensmitteln den B12-Bedarf zu decken.
Ein Weg, den Bedarf nach dem Eingriff zu decken, ist die Gabe von Spritzen in einer Depotwirkung alle 1, 2 oder 3 Monate. Das hängt von der Dosierung oder dem Mangel bzw. Bedarf ab.

Ein einfacher und schmerzfreier Weg ist die Einnahme von

Vitamin B12 Tabletten.

Auch wenn der Intrinsische Faktor stark minimiert ist, kann bei sehr hoher Gabe von B12 dennoch der Bedarf gedeckt werden.

Dosierungen von 100, 200 oder 500 µg oder mehr sind keine Seltenheit. Und keine Sorge – sollte überschüssiges Vitamin B12 im Körper vorhanden sein, scheidet es der Körper über den Urin wieder aus.

Vom B12 muss es auch weder Spritze noch Kapsel sein. Es gibt sogar speziell entwickelte Vitamin B12 Lutschtabletten, die sogar in der Mundschleimhaut aufgenommen werden. Da der Körper das Vitamin B12 auch zu einem Teil über die Mundschleimhaut aufnehmen kann, gibt es hochdosierte Lutschtabletten, die den Bedarf decken.

→ Das Thema Calcium

Das zweite Hauptaugenmerk liegt auf dem Calcium. Nach dem Eingriff ist die Einnahme von Calciumpräparaten absolut notwendig. Anders als bei anderen Nährstoffen ist hier die Gefahr, dass man einen Mangel nicht spürt. Leider bemerkt man diesen erst zu spät, wenn zum Beispiel bereits Osteoporose vorherrscht.

Nimm also regelmäßig Calcium ein! Worauf Du dabei achten musst? Wie bereits beschrieben, sollte es sich um eine organische Verbindung handeln, vorzugsweise Calciumcitrat. Die Mengen pro Tag variieren vom individuellen Blutwert und der Empfehlung des Arztes, doch sollten 1000 mg pro Tag nicht unterschreiten. Nach der Magenbypass-Operation oder einem Duodenal-Switch kann die Menge pro Tag auch noch höher sein. Doch das geschieht in Rücksprache mit dem Arzt.

Wichtig: Calcium sollte nie mit Eisen zusammen eingenommen werden. Beide Mineralstoffe konkurrieren sich bei der parallelen Aufnahme. Daher ist zu beachten, den Abstand von mindestens 2 – 3 Stunden zueinander einzuhalten. Das bedeutet in der Praxis:
Wenn Du ein Multivitaminpräparat mit Eisen morgens nach dem Frühstück nimmst, sollte das Calciumpräparat frühestens nach dem Mittag eingenommen werden, sofern der Abstand ca. 2 – 3 Stunden beträgt.

Schon gewusst, dass Muskelkrämpfe in einigen Fällen auch auf einen Calciummangel zurückzuführen sind? Oft wird Magnesium mit einem Krampf direkt in Verbindung gebracht. Da Magnesium und Calcium im Körper zusammenarbeiten, kann sich ein Mangel beider Nährstoffe in Muskelkrämpfen auswirken.

→ Kostenübernahme der Nahrungsergänzungen durch Krankenkassen

Nach der Magenbypass-Operation müssen die entsprechenden Präparate ein Leben lang eingenommen werden. Da kommt mit der Zeit eine Menge Geld zusammen. Wenn man an diesem Punkt also sparen kann, wieso nicht? Für die Betroffenen sind die Nahrungsergänzungen lebensnotwendig, weswegen sie von der Abrechnung her im Grunde wie Medikamente eingestuft werden müssten.

Doch leider ist dem nicht so. Ich stellte fest, dass bei nahezu allen Betroffenen, die ich kennengelernt habe, die Krankenkasse keinen Cent übernimmt. Zum Teil trotz Arztbrief oder Bestätigung der Klinik. Tatsächlich gab es Einzelfälle, in denen aus Kulanz die Kosten übernommen wurden!

Es ist also durchaus sinnvoll, seine Krankenkasse zu kontaktieren und freundlich nachzufragen. Im besten Fall gleich von Anfang an mit Arztbrief und Bestätigung der Notwendigkeit.

Es muss definitiv angesprochen werden. Je mehr Anfragen die Krankenkassen bekommen, desto höher wird die Wahrscheinlichkeit, eine Kostenübernahme zu bekommen.

Solltest Du eine Absage erhalten, ist das anfangs ärgerlich. Doch frage regelmäßig nach. Beispielsweise alle drei Monate. Frag, ob es

Neuigkeiten in dem Bereich gibt, da Freunde schon eine Kostenübernahme oder einen Zuschuss erhalten haben. Hartnäckigkeit wird belohnt!

→ ...was tun?

Lange Rede, kurzer Sinn – sehen wir es nicht so kompliziert! Auch wenn jeder Körper individuell ist, treffen einige Aussagen auf viele zu.

Achte also auf...

1. ... das, was der Arzt Dir empfiehlt – es sei denn, er empfiehlt Dir Produkte aus dem Drogeriemarkt oder „einfache Vitaminpräparate, die Du im Laden bekommst“. Da solltest Du ab sofort stutzig werden.
2. ... genau abgestimmte Produkte, die für Deine Operationsmethode zutreffen.
3. ... eine hohe Vitamin B12 Dosierung.
4. ... die tägliche Einnahme von zusätzlichem Calcium.
5. ... die Nachfrage bei der Krankenkasse bezüglich Kostenübernahme.

Alles in allem möchte ich Dir noch eine Sache mit auf den Weg geben. Informationen zu Produkten, Nährstoffen oder den jeweiligen Preisen

findest Du ausgiebig im Internet. Echte Erfahrungsberichte zeigt Dir nur das Leben. Und ich kann Dir aus jahrelanger Erfahrung sagen, dass das Thema Nahrungsergänzung leider zu oft nicht ernst genommen wird.
Du musst verstehen, dass es einen Unterschied gibt zwischen der Einnahme von Nahrungsergänzungen vor und nach dem Eingriff! Jemand, der keine Operation hatte, braucht im Grunde keine zusätzlichen Vitaminpräparate. Die Person kann den Bedarf mit täglichen Lebensmitteln decken.
Doch nach dem Eingriff ist die Aufnahme so verringert, dass Du Zusatzpräparate einnehmen musst. Es ist nicht einfach nur eine Kapsel, es geht um Deine Gesundheit.

Ich habe zu viele Betroffene gesehen, die die Präparate nur sporadisch nehmen und meinen „Ja gut, ich nehme die nicht so regelmäßig".
Doch woran liegt das?
Du bist auf einem großartigen Weg. Dem Weg zu einem neuen, gesunden Ich. Dieses neue Ich kann jedoch nur langfristig gesund sein, wenn auch jeder Faktor stimmt. Neben der Ernährung, dem Sport, der Einstellung und dem Stress ist auch die Nahrungsergänzung ein wichtiger Teil des neuen, gesunden Lebensabschnitts. Bitte beachte das.

→ <u>An die regelmäßige Einnahme denken</u>

Sollte es vom Arzt nicht anders verordnet sein, ist die tägliche Einnahme der Nahrungsergänzungen sehr wichtig. Nur so kannst Du sichergehen, dass die Blutwerte konstant bleiben.
Damit Du die Einnahme nicht vergisst, gibt es verschiedene Möglichkeiten, sich selbst zu erinnern. Eine Möglichkeit ist, sich eine Tablettenbox zu besorgen, in der Du für jeden Tag die richtige Menge an Ergänzungen legst und diese mitnimmst. Ob auf Arbeit oder unterwegs, so eine kleine Box passt in jede Tasche.
Eine weitere Möglichkeit ist, sich über das Handy erinnern zu lassen. Beispielsweise trägst Du in den Kalender eine kurze Erinnerung ein, die Dich täglich an die Einnahme erinnert. Oder Du schreibst auf einen Zettel „Nahrungsergänzung um __ Uhr nehmen", trägst die entsprechende Zeit ein und fotografierst das mit dem Handy ab. Das Bild nimmst Du als Bildschirmhintergrund für eine gewisse Zeit. So assoziierst Du mit jedem Mal, wenn Du Dein Handy entsperrst, dass Du die Vitamine und Mineralstoffe einnehmen sollst. Nach einer bestimmten Zeit hat sich das natürlich schon eingeprägt, sodass Du wieder den ursprünglichen Hintergrund einstellen kannst.
Probiere es aus und finde Deine beste Möglichkeit.

ERiNNERUNG!

4. Stress

Wie eben angedeutet, ist der vierte und letzte Punkt der Stress, der uns allen tagtäglich begegnet. Die Frage ist nur, wie wir damit umgehen. Zwar hat das Thema nicht direkt mit der bariatrischen Operation zu tun, denn Stress begegnet uns in allen Lebenslagen. Doch eher geht es um das Gesamtbild unserer Gesundheit. Denn dieses verändert sich langfristig durch den Stress.

Unser Leben wird durch viele Faktoren beeinflusst. Einer davon ist, wie viel Stress wir haben bzw. wie viel Stress wir uns machen und mit ihm umgehen.

Zwischen „Stress haben" und „Stress machen" liegen große Unterschiede. Wir können Stress haben, wenn wir für den Chef bis morgen ein Projekt vorstellen sollen und in Zeitdruck geraten. Manche Personen brauchen das, um effektiv arbeiten zu können. Diese Art von Stress ist nur dann schlimm, wenn er uns über den Kopf wächst.

Unsere Einstellung zu Stresssituationen ist wichtiger, als der Stress selbst. Und genau das macht den Unterschied aus!

Wenn es einmal im Leben zu viel wird und man kurz davor ist, den Überblick zu verlieren, ist es wichtig, sich nicht aufzugeben. Menschen scheitern an ihren Einstellungen. Mit dem Scheitern kann alles gemeint sein, das ist ganz unabhängig von beruflichen Zielen.

Beispielsweise kann man daran scheitern, sich um einen neuen, zeitnahen Termin für die nächste Blutuntersuchung zu kümmern, weil bestimmte berufliche oder private Stressfaktoren über den Kopf wachsen.

Oft heißt es dann „Ich habe es nicht geschafft.“, doch meist ist es eher ein „Ich hatte andere Dinge im Kopf.“ oder „Ich mach das später!“.

Es kann auch sein, dass die Einstellung falsch ist, ohne dass man es selbst bemerkt.

Ein Beispiel dazu aus dem letzten Jahr:

Eine Frau erzählt mir in der Ernährungsberatung, wie gut sie abgenommen hat. Sie macht alles richtig – sie ernährt sich einwandfrei, nimmt regelmäßig ihre Nahrungsergänzungen, geht stets zur Blutkontrolle und fühlt sich großartig. Doch um sie geht es nicht, sondern um eine Bekannte von ihr, die einen Schlauchmagen bekommen hat. Die beiden haben sich eine längere Zeit nicht gesehen und treffen eines Tages zufällig aufeinander. Die Bekannte erzählt dann stolz, dass sie eine hervorragende Entwicklung durchmacht. „Ich konnte anfangs nur total wenig essen, mittlerweile passt wieder eine Currywurst in meinen Magen und sogar ein paar Pommes. Bald passt auch eine Portion komplett mit rein."

Die Frau ist geschockt und fragt sie, ob sie denn keine Ernährungsberatung hat und warum sie sich darauf trainiert, wieder viel mehr zu essen? Darauf meint die Bekannte nur: „Wieso? Ich habe doch bereits 20 kg abgenommen, das ist doch super!"

Nachdem beide Wege sich getrennt hatten, war die Frau weiterhin fassungslos. Und ich bin es auch, denn es scheint, als wenn die Bekannte der Frau den Ernst der Lage nicht realisiert hat. Es hat nicht „Klick" gemacht. Doch was zeigt das? Ihre Einstellung zum Leben nach der Schlauchmagen-Operation ist falsch – doch ihre Einstellung hat sie zum Ziel gebracht. Ich gehe davon aus, dass jeder weiß, dass dieses Ziel nicht erreicht werden soll! Doch es stellt dar, dass eine bestimmte Einstellung zur Zielsetzung notwendig ist.

Habe ich nun also viel zu tun und bin kurz davor, alles hinzuschmeißen, weil ich mit dem Druck nicht mehr klarkomme? Nur wenn man sich selbst sagt, dass es zu viel ist und man es nicht schafft, schafft man es auch nicht. Gegenteilig ist eine positive Einstellung der Weg zum Ziel.

Die Einstellung zur Bewältigung von Stresssituationen sollte stets gelassen und durchdacht sein. Besonders die Zeit rund um den Eingriff, der Vorbereitung und Nachsorge ist stressig. Viele Termine und Arztbesuche, viele neue Informationen und das über einen oft sehr

langen Zeitraum. Es hilft, wenn man eine Liste schreibt mit den Dingen, die erledigt werden müssen. 10 Minuten in einen Leitfaden für ein Projekt zu investieren, das bis morgen auf dem Tisch des Chefs liegen soll, ist sinnvoller, als keinen Leitfaden zu haben.
Denn nur wenn wir nicht wissen, wie unser Leitfaden im Leben aussieht, entsteht Stress. Das ist vielleicht etwas überspitzt gesagt, doch stellen wir uns vor:

Ich stehe morgens auf, mache mich fertig für die Arbeit und komme ungünstigerweise etwas zu spät aus dem Haus. Ich verpasse die Bahn und muss 10 Minuten warten. Somit werde ich wohl auch später auf der Arbeit erscheinen. Kann ich es in dem Moment ändern? Nein – also stresse ich mich nicht. Daran kann ich ja nichts mehr ändern. Man sollte vielleicht seinem Chef sagen, dass man später erscheint, wenn nötig.
Vielmehr weiß ich für den nächsten Tag, dass ich entweder früher aufstehen muss oder die Morgenroutine anpassen muss, dass ich früher losgehe. Die Einstellung dazu entscheidet über „Das wird ein schlechter Tag, wenn der jetzt schon so beginnt“ oder „Macht nichts, wenn der Tag so beginnt. Kann nur besser werden!“
Erkennst Du den Unterschied? Was glaubst Du, wie entspannt diese 10 Minuten Wartezeit sein können, wenn man es zulässt?

„Wenn du etwas nicht ändern kannst, dann verändere deine Einstellung."

(Maya Angelou – US-amerikanische Schriftstellerin)

Natürlich gibt es immer individuelle Situationen – doch für jede Stresssituation gibt es eine individuelle Lösung.

Abschließend zu dem Kapitel möchte ich Dir mit auf den Weg geben, dass Du Dich vom Stress nicht unterkriegen lassen sollst. Sich dauerhaft zu viele unnötige Gedanken zu machen, kann auch Krankheiten fördern. Du gehst einen großen Schritt zu einem neuen, gesunden Ich und da spielt auch das gesunde, psychische Ich eine ganz große Rolle.

8 - RÜCKFALLPROPHYLAXE

Eine Angst, die bei vielen Personen nach dem Eingriff vorherrscht, ist die eines Rückfalls. Besonders die richtige Nachsorge spielt hier natürlich die größte Rolle. Allerdings geht es hierbei nicht nur um die Taten allein, welche helfen sollen, nicht rückfällig zu werden. Vielmehr geht es darum zu verstehen, wofür Du all die Zeit investiert hast und mit welcher Einstellung Du nun in den neuen Lebensabschnitt gehst. Hast Du eine gesunde Einstellung zum neuen Leben und weißt Du, dass Du Dir über einen eventuellen Rückfall keine Sorgen machen musst? Dann ist das schon mehr als die „halbe Miete".

Die Rückfallquote ist nach einer Schlauchmagen-Operation statistisch gesehen höher, als nach einer Bypass-Operation. Das liegt schlichtweg daran, dass der verkleinerte Magen sich mit der Zeit auch wieder dehnen und sich an stetig steigernde Mahlzeitenmengen gewöhnen kann. Da bei der Magenbypass-Operation ein Teil des Dünndarms umgangen wird und dieser nicht wieder zusammenwächst, ist hier die Rückfallquote natürlich geringer.

Daher ist die richtige Einstellung und natürlich die Umsetzung ein wichtiger Kernpunkt.

Es gibt verschiedene Möglichkeiten, sein Gewicht halten oder senken zu können. Dazu möchte ich eine wichtige Sache vorab erwähnen: Solltest Du nach einigen Monaten keinen Gewichtsverlust mehr verzeichnen können, ist das durchaus normal. Jeder Körper ist zwar anders, doch bei jedem gibt es ein „Plateau“, an dem es (kurzfristig) nicht weitergeht. Oft ist dieser Stillstand in der Anfangszeit nach der Operation nur von kurzer Dauer. Daher ist es wichtig, so weiterzumachen wie bisher und sich nicht in wilde oder spontane Änderungspläne zu werfen.

Das Gewicht zu halten ist also völlig normal, gesund und vor allem kein Rückfall!

In einigen Fällen ist es sogar möglich, wieder zuzunehmen. Ich meine damit keine Schwankungen von wenigen Kilogramm, sondern eine stetige Zunahme von 5, 10 und 15 Kilos.

Und genau dann wird es wichtig, all das Gelernte der letzten Zeit umzusetzen.

Damit meine ich vor allem die erlernte Willenskraft, für Ziele zu kämpfen!

Du hast das Know-How und weißt, wie Du die Ernährung angehst, Dich etwas mehr bewegst oder woran es liegen kann, dass Du zunimmst. Nur Du kannst es umsetzen und angehen! Das bedeutet einerseits, dass Du den Faktor findest und veränderst, der dafür zuständig ist, oder Du es angehst, Hilfe in Anspruch zu nehmen. Wichtig ist nur, dass Du etwas tust. Denn es soll nicht rückwärts, sondern vorwärts gehen.

Im Hinblick auf die Vorbeugung eines Rückfalls ist die regelmäßige körperliche Betätigung einer der wichtigsten Faktoren. Vorzugsweise natürlich Kraft- und Ausdauersport. Doch vielmehr geht es um die Bewegung allgemein. Wie im Kapitel „Sport“ erklärt, kann jeder individuell seine Grenzen finden und das Passende für sich entdecken. Der regelmäßige Kraftsport beispielsweise hat einen großen Einfluss auf die Rückfallprophylaxe. Nicht nur während des Sports werden hier Kalorien verbrannt, sondern auch noch einige Stunden danach. Der so genannte „Nachbrenneffekt“ ist der noch erhöhte Stoffwechsel (z. B. Wiederherstellen von Energiereserven und Ankurbeln der Eiweißverwertung in der Muskulatur) nach der körperlichen Betätigung. Das bedeutet im Grunde nichts anderes, als dass Du nach dem Kraftsport weiterhin Kalorien verbrennst – egal, was Du gerade machst!
Je nach Intensität und Trainingslevel kann das bis zu 12 Stunden im nennenswerten Bereich anhalten.

In Verbindung mit einer Ausdauersportart wie Laufen, Wassersport oder einer Mannschaftssportart ist der sportliche Teil super umfassend abgedeckt.
Natürlich soll das Leben nicht so stark geändert werden, dass man von heute auf morgen alles ändert. Und keinesfalls solltest Du jeden Tag

Sport machen. Ich möchte Dir ans Herz legen, zwei- bis dreimal pro Woche mit je einer Stunde zum Sport zu gehen und eine gesunde Mischung aus Kraft- und Ausdauersport zu absolvieren.
Beide Sportarten haben eine Sache gemeinsam, die im Fokus liegt, wenn es um die körperliche Betätigung geht: Ablenkung vom Alltag. Die letzten Monate Vorbereitung zur Operation, der Eingriff selbst und nun der neue Lebensabschnitt, in den man hineingeworfen wird – das alles muss verarbeitet werden. Sport hilft, den Tag zu verarbeiten, Stresshormone im Handumdrehen zu eliminieren und Glückshormone auszuschütten. Besonders dann, wenn man Sport in einer Gruppe bzw. mindestens zu zweit macht. Der Spaß kommt dann von ganz allein.

Die Themen „Spaß“ und „Gruppe“ passen als perfekte Überleitung zum zweiten Faktor für eine hervorragende Rückfallprophylaxe. Die Selbsthilfegruppe – oder auch SHG.
Selbsthilfegruppen sind großartig. Ich hatte das Glück, schon in einigen SHG sein zu dürfen und die tolle Stimmung mitzuerleben. Untereinander ist es wie in einer großen Familie – man erzählt sich alles, es ist sehr locker und alle freuen sich, wenn man in der entspannten Runde zusammenkommt. Solltest Du bisher ohne SHG sein, egal ob in der Vorbereitung oder Nachsorge, probiere es aus! Ich kann Dir nur ans Herz legen, eine Gruppe in der Umgebung regelmäßig zu besuchen.

In der Regel finden die Treffen mindestens ein- bis zweimal pro Monat statt. Es sind verschiedenste Themen angesetzt, über die gesprochen werden. Es geht um die Vor- und Nachsorge, um den Eingriff selbst oder die Einnahme der Nahrungsergänzungen, gemeinsamen Sport, doch vor allem geht es um Erfahrungsberichte. Ob 20, 30 oder mehr Teilnehmer: Alle haben eine eigene Geschichte. Der Eingriff verbindet alle, dennoch ist der Weg dorthin immer in gewisser Weise individuell. Besonders hilfreich sind die Erfahrungsberichte, wie mit eventuellen Stolpersteinen umgegangen wird. Da jeder einen individuellen Weg beschreitet, treten durchaus auch unterschiedliche Schwierigkeiten auf. In der SHG kann man das besprechen und vorbeugen. Man kann von denen lernen, die diese Stolpersteine schon aus dem Weg geräumt haben.

Für alle Teilnehmer gilt auch wie beim Thema Sport das Gleiche: Es ist eine wunderbare Ablenkung vom Alltag, die Freu(n)de bereitet.

Nun habe ich eine Bitte oder eher einen Wunsch, den Du nicht mir, sondern Dir selbst erfüllen sollst. Für den Fall, dass Du noch keine SHG gefunden hast, ist mein Wunsch, dass Du eine Gruppe suchst. Tu Dir den Gefallen und umgib Dich mit Gleichgesinnten. Du wirst viel Spaß haben und es zu einem festen Teil des neuen Lebens zählen!

Solltest Du bereits glücklich in einer SHG sein: Sprich das Thema Rückfallprophylaxe an. Sprich mit dem Leiter / der Leiterin der SHG und schlage vor, einen Tag über dieses Thema zu reden. Welche

Stolpersteine gab es? Gab es Rückschläge? Wenn ja, in welcher Form? Wie bist Du damit umgegangen? Was tust Du aktuell, um einen Rückfall zu vermeiden? Welche allgemeinen Tipps oder Fragen gibt es dazu?

SHG!

Werde aktiv und stellt Euch gegenseitig Fragen dazu und erzählt Eure Geschichten. Jeder kann und wird daraus etwas mitnehmen und für sich umsetzen.

Auch wenn Ihr bereits darüber gesprochen habt, wiederholt das Thema regelmäßig, denn es ist immer aktuell.

Ich habe zusätzlich dazu noch eine weitere Aufgabe an Dich. Melde Dich in einem Internetforum an.

Ein Forum mit dem Schwerpunkt Adipositas(-operation) ist die digitale Variante einer großen SHG. Direkt gegenübergestellt zu einer SHG gibt es natürlich Vor- und Nachteile. Ein regelmäßiges Treffen in der SHG ist unabdingbar für den persönlichen Kontakt und es können viele Punkte ausführlich innerhalb kürzerer Zeit besprochen werden. Der große Vorteil an einem Forum ist die große Community an Betroffenen, von denen jeder lernen kann. Diese Community lebt natürlich von den Mitgliedern, die sich beteiligen. Wenn Du dort aktiv wirst, merkst Du schnell, dass Du zu jedem Thema auch Antworten bekommst. Du erhältst Motivation, Tipps und Tricks, auch Rezepte und viele andere Sichtweisen, die man selbst oft nicht erkennt.
So können ebenfalls Rückfälle vermieden oder früh erkannt werden.

FORUM!

Der Rückfall an sich ist oft nur dann einer, wenn man ihn zulässt. Das mag auf den ersten Blick relativ provokativ erscheinen. Die Intention dahinter ist ganz klar: Es ist eine Kopfsache, wie wir damit umgehen. Resignation ist der falsche Weg. Nichts zu tun ist ebenfalls der falsche Weg. Richtig ist, zu handeln. Und da vieles von Deinen Gedanken ausgeht, denke an die 100 % vom Vorwort, die (hoffentlich) bereits an Deinem Kühlschrank oder Badspiegel hängen!
Natürlich kannst Du zusätzlich noch ein Foto davon machen und es als Hintergrund des Handys verwenden.
Du hast es bereits geschafft und genauso sollte es bleiben.

Gleichermaßen ist es die Erinnerung auch an Dich selbst, dass Du Stolz auf Dich sein kannst. Denn es gehört eine große Portion Mut und

Kraft dazu, die Dinge anzugehen und umzusetzen und vor allem dranzubleiben!

9 - LANGFRISTIGER GESUNDHEITSZUSTAND

Die Gesundheit ist etwas, das wir uns nicht aussuchen, sondern erarbeiten. Und mit dem neuen Lebensabschnitt beginnt eine neue Gesundheit.

Es ist nicht selten der Fall, dass schon nach kürzester Zeit von einigen Tagen bis hin zu wenigen Wochen die Insulintherapie verringert oder sogar eingestellt werden muss! Nur durch den Eingriff und die damit verbundene verminderte Nahrungszufuhr ändert sich die Hormonlage im Körper und die Insulinrezeptoren werden „aktiver".

Nicht nur kurzfristig, sondern auch langfristig ist das ein enorm großer Faktor, der zur Gesundheit beiträgt.

Lass Dich nicht entmutigen, wenn Du Dich die ersten Wochen nach dem Eingriff nicht gut fühlst. Übelkeit, kurzzeitige Magenbeschwerden wie zum Beispiel Magendrücken oder teilweise Erbrechen ist oft anfangs normal. Das bedeutet nicht, dass Du die Beschwerden ausblenden sollst. Doch kurzfristig kann dies nach der Einnahme verschiedener Lebensmittel oder Nahrungsergänzungen auftreten.

Wenige Wochen oder Tage später kann bei gleicher Mahlzeit oder Tablette zu gleichem Zeitpunkt auch alles gut sein. Sollten die Beschwerden jeden Tag auftreten, konsultiere definitiv Deinen Arzt!

Was ich Dir damit auf den Weg geben möchte ist, dass Du innerhalb der ersten Wochen nach dem Eingriff eine schnelle und auch starke Veränderung durchmachen wirst.
Du verlierst schnell Gewicht, lernst neue Grenzen kennen und erlebst, wie „zickig" der Körper anfangs ist.
Ausschlaggebend für den langfristigen Gesundheitszustand ist vor allem die Einhaltung der verschiedenen Mahlzeitenphasen. Der Kostaufbau untergliedert sich in eine flüssige und breiige Kost sowie im Übergang langfristig zur Vollkost. Abhängig von der Verträglichkeit sind die ersten beiden Phasen in der Regel zwischen einer und zwei Wochen lang.
Die Einhaltung der Phasen und Aufbau bis hin zu Vollkost ist das A und O. Überlastest Du Deinen Körper bzw. Magen-Darm-Bereich anfangs zu sehr, verlängert das die Heilung. Mehr Komplikationen können auftreten und die Phasen verlängern und verschieben sich nach hinten. Denn Du darfst nicht vergessen, dass Du eine Wunde hast, die der Körper nun versorgen muss. Er benötigt Zeit sowie vor allem Energie zur Regeneration.

Daher achte auf Dich und die Ernährung! Jetzt kannst Du zeigen, was

Du in der Zeit der Vorbereitung gelernt hast. Halte durch und sündige in der Zeit nicht! Es geht nicht darum, ab jetzt für immer strikt nach Plan zu leben, doch eine Sache ist ganz sicher. In den gesamten letzten Jahren als Ernährungsberater habe ich gelernt, dass die Einhaltung von Plänen schwierig ist, doch Dir klar sein muss: Du machst das für Dich!

Schaffst Du es, die Wochen durchzuhalten, dankt es Dir Dein Körper und Du kannst ein weiteres Mal stolz auf Dich sein.

Unter dem Aspekt der Langfristigkeit ist es natürlich klar, dass Du in gewisser Weise nach Plan leben solltest. Den Plan hast Du mit der Zeit natürlich im Kopf und Du weißt, was Du essen kannst und was nicht. Sich etwas zu gönnen und eine bestimmte Lieblingsmahlzeit zu genießen ist natürlich auch machbar!

Das Verständnis, langfristig eine neue Ernährungsform durchhalten zu müssen, entwickelt sich bei jedem unterschiedlich. Doch in der Regel lernt man das Durchhaltevermögen in den ersten Wochen. Aus dem Grund lege ich Dir ans Herz: Ziehe es durch, Du schafft das!

Wie schon oft erwähnt und immer wieder treffend beim Thema Nachsorge ist der Sport.

Er bringt Dich natürlich ebenfalls zum Ziel des langfristig gesunden Körpers.

Das besondere und gesunde am Sport habe ich schon beschrieben,

doch auf eine Sache möchte ich noch explizit eingehen. Neben der körperlichen Aktivität und dementsprechend der Verbesserung der Gesundheit spielt auch hier die soziale Gesundheit mit ein.
Durch den Kontakt mit anderen Menschen, Gleichgesinnten und Trainingspartnern fühlt man sich viel wohler, als für sich selbst zu leben.
Freude und Freunde liegen nicht nur vom Wortlaut her nah beieinander!

Natürlich ist der regelmäßige Arztbesuch eine absolute Notwendigkeit im Hinblick auf die Gesundheit. Daher achte darauf, dass Du immer in den jeweiligen Zeitabständen zur Blutuntersuchung gehst.
Nach gewisser Zeit sind die Termine für die Blutkontrollen in Abständen von 12 oder gar 24 Monaten. Wie schon im Kapitel „Worauf muss ich achten“ erwähnt, ist das unverantwortlich. Es sollte ein Zeitraum von 6 Monaten nicht überschritten werden. Der Grund liegt klar auf der Hand: Je länger die Kontrollen auseinander liegen, desto höher ist die Wahrscheinlichkeit, dass ein Mangel an Vitaminen oder Mineralstoffen zu spät bemerkt wird. Ein Calciummangel beispielsweise ist in der Regel nicht spürbar. Man merkt nicht, wenn aufgrund eines Calciummangels die Knochenstrukturen abgebaut werden, um daraus Calcium für andere Prozesse im Körper zu verwenden. Ähnlich ist es mit anderen Vitaminen oder Mineralstoffen auch. Sorge Dich daher um Deinen Körper und kümmere Dich um ihn. Zwar musst Du die Kosten

tragen, doch es ist sicherlich in Deinem Ermessen. Ich kann Dir nur den Rat geben, die Umsetzung liegt in Deiner Hand!

Wenn die Regelmäßigkeit nun eingekehrt ist, Du einen großartigen Endokrinologen gefunden hast, die Nahrungsergänzungen fleißig einnimmst und auf Deine Ernährung achtest, hast Du alle Grundsteine für eine hervorragende Nachsorge gelegt.
Endet die Nachsorge zu irgendeinem Zeitpunkt? Natürlich nicht – nicht zu 100 %.
Zwar werden weiterhin die Arztbesuche stattfinden und gegebenenfalls wird die Einnahme der Nahrungsergänzungen bis zum Lebensende erfolgen, doch in gewissem Maße solltest Du Dich von der Nachsorge trennen.

Was bedeutet das? Wenn Du über die Zeit viel Gewicht verloren hast und Deinen richtigen Weg der Nachsorge gegangen bist, kannst Du Dich gedanklich ein Stück weit von verschiedenen Punkten trennen. Genieße die Zeit – was Du von Anfang an tun solltest – und setze Dir persönliche oder berufliche Ziele. Versuche, Ängste oder Stressgedanken aus dem Kopf zu verbannen und stattdessen gegen die Gedanken zu tauschen, die Du Dir wünschst. Durch die eingekehrte Routine wirst Du auch merken, dass automatisch weniger Gedanken wie „Ich weiß gar nicht, was ich heute essen kann“ oder „Ich möchte heute nicht zum Sport“ gemacht werden.

Vielmehr wurde Platz geschaffen für „Heute esse ich gerne wieder …“ oder „Ich weiß genau, was ich heute mit meinem Trainingspartner beim Sport mache“.

Und genau das zählt! Du lebst nicht nur gesünder, bist fitter und stärker sondern auch glücklicher geworden. Es hat also in Deinem Kopf „Klick“ gemacht!

10 - SCHLUSSWORTE

Ich habe eine letzte Bitte – lies das Buch mehrmals, am besten alle 6 Monate.

Es ist bewiesen, dass man sich nach dem erstmaligen Lesen eines Buches nicht alle Informationen einprägt. Daher ist der eine Grund, die Informationen noch einmal abzurufen. Der zweite Grund ist, dass Du einige Tipps und Aufgaben auch öfter umsetzen kannst.

Wie Du festgestellt hast, hat die Nachsorge einen geringen medizinischen Hintergrund. Viel eher geht es um die Persönlichkeitsentwicklung. Meiner Meinung nach sind lediglich 10 % auf den medizinischen Teil und 90 % auf den restlichen Teil zutreffend: Sport, Ernährung, Lebensstil, Einstellung und viele andere Punkte, die man mit sich selbst ausmachen muss.

Nur man selbst kann sich und sein Leben ändern, genießen und selbst in die Hand nehmen. Und genau das wünsche ich Dir für die Zukunft.

Alles Gute!

- Viele weitere Informationen findest Du online! -

www.adipositas-nachsorge.de

Meine dazugehörige Webseite mit kostenlosen Infos, Newslettern und alles rund um die Nachsorge bei bariatrischer Operation!

-ÜBER DEN AUTOR-

Benjamin Höntze, geboren am 12.08.1990 in Luckenwalde ist studierter Ernährungsberater (Bachelor of Arts). Zu seiner Expertise zählt mit einigen Jahren Erfahrung besonders die Ernährungsberatung im Bereich der Adipositaschirurgie.

Neben dem Fachgebiet der Ernährung besitzt Benjamin auch eine Vielzahl an Personal Trainer Lizenzen und ist zusätzlich als dieser tätig.

„Nur, wenn wir von unserem Ziel selbst überzeugt sind, kann es im Kopf 'Klick' machen. Und meine Aufgabe ist es, Dir diesen Weg mit meiner Unterstützung zu zeigen – ihn zu gehen, schaffst Du dann von ganz allein."

100%

Deine persönlichen Feiertage:

1) Tag der Operation
2) Tag Deiner Entscheidung, den neuen Weg zu gehen
3) Tag der Bewilligung zur Operation

1) ______________________________

2) ______________________________

3) ______________________________

Viel Spaß beim Feiern!

Dein Benjamin

20260755R00047

Printed in Poland
by Amazon Fulfillment
Poland Sp. z o.o., Wrocław